Dr SEUVRE

ESSAIS

SUR

L'ÉDUCATION PHYSIQUE

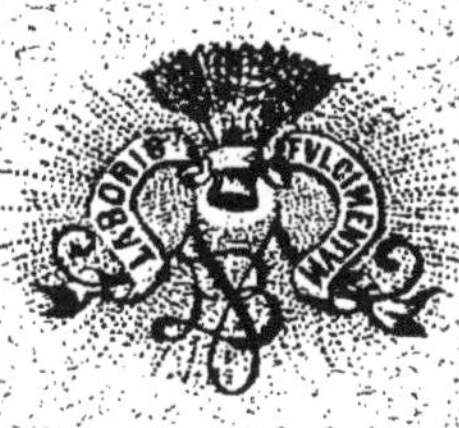

REIMS
IMPRIMERIE ET LITHOGRAPHIE MATOT-BRAINE
Henri MATOT (A), Fils et Successeur
6, Rue du Cadran-Saint-Pierre, 6

1900

Dr SEUVRE

ESSAIS

SUR

L'ÉDUCATION PHYSIQUE

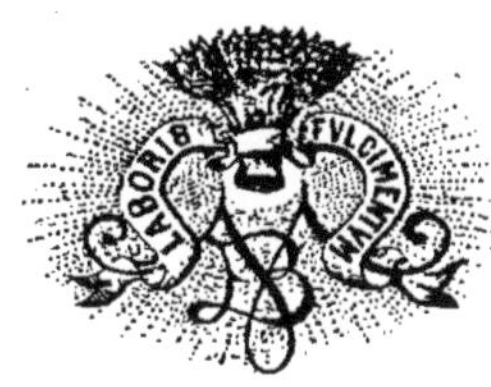

REIMS
IMPRIMERIE ET LITHOGRAPHIE MATOT-BRAINE
Henri MATOT (A), Fils et Successeur
6, Rue du Cadran-Saint-Pierre, 6

1900

ESSAIS

SUR

L'ÉDUCATION PHYSIQUE

Il faut harmoniser l'Éducation physique et l'Éducation intellectuelle

Depuis bien des siècles, que de fois on a insisté sur cette pensée : *Mens sana in corpore sano ?*

L'homme est une association d'un corps et d'une intelligence. Le corps doit toujours être soumis à la volonté. Mais bien souvent cette volonté est assujettie aux faiblesses et aux imperfections du corps.

Le principal devoir des éducateurs est d'*harmoniser l'Éducation intellectuelle et l'Éducation physique.*

Tenons le juste milieu. Blâmons la culture cérébrale intensive. Critiquons aussi ceux qui ne pensent qu'à l'éducation physique, à l'exclusion du travail intellectuel.

Dans l'éducation de nos fils et de nos filles, visons à obtenir un parfait équilibre entre toutes les fonctions. Entretenons la vitalité par une bonne alimentation, par une aération suffisante, par des exercices progressifs. Développons leur jugement, élargissons le cadre de leurs idées et affermissons leur volonté.

Imitons les Athéniens qui cherchaient dans la gymnastique la force et la forme, la santé et la grâce, l'intelligence et le savoir. « La femme était appelée à en bénéficier selon ses aptitudes et sa destination. Les esclaves même n'en étaient pas exclus. Les philosophes descendirent au *Gymnase* et les joutes intellectuelles devinrent le pendant régulier des luttes physiques... (Dr Arnould, *Éléments d'hygiène*) ».

Avant Platon, Iccus et Herodicus jetèrent les fondements de l'*Art de la Gymnastique.* — Tous deux médecins, tous deux hygiénistes, tous deux philosophes, ils s'abstenaient de tout excès pour paraître avec honneur comme athlètes dans les jeux olympiques.

La Gymnastique est aussi vieille que la Médecine. — Esculape ordonnait d'aller à cheval, de s'exercer étant armé. Mais Herodicus fut le premier à faire de la gymnastique un art, l'art de s'exercer pour la santé, *l'art de la Gymnastique médicale.*

Herodicus, maître d'une *Académie de Gymnastique* ayant remarqué que les jeunes gens qu'il avait sous sa direction étaient d'une belle santé, affirma que le but principal de la gymnastique devait être non pas de remporter des prix aux jeux olympiques, mais de conserver ses forces et sa vigueur (*Histoire de la Médecine,* par Daniel Le Clerc).

L'Éducation physique bien comprise rentre dans l'hygiène. — Il n'est donc pas surprenant que partout et toujours les médecins s'y soient particulièrement intéressés. C'est pour cela que des médecins éminents ont à diverses reprises encouragé les propagateurs d'éducation physique, les professeurs de gymnastique, les associations diverses qui avaient pour objectif louable la *régénération des races.*

Ne sont-ce pas encore des médecins qui ont été rapporteurs des diverses Commissions nommées depuis plus de cinquante ans par divers ministères soucieux de développer les forces et les énergies individuelles ? Ne sont-ce pas des docteurs en médecine qui ont depuis vingt-cinq ans transformé l'art de la gymnastique en une *science* proprement dite par leurs très intéressants travaux sur les *propriétés des muscles* et sur la *physiologie des exercices du corps.*

Dans la première partie de ce siècle, la gymnastique, avec les Pestalozzi, les Clias, les Amoros, les Triat, étaient encore dans l'empirisme. Depuis, avec les Paz, les Laisné, les Bérard, les Hillairet, les Dally, les Derué, les Marey, les Demeny, les Dupuy, les Lagrange, les Tissié et tant d'autres, elle est devenue une *science* jeune encore, mais une science indiscutable.

Les livres existent, mais il faut les répandre. Les leçons ont été rédigées, mais il faut des élèves. L'Éducation physique théorique a fait d'immenses progrès, mais la gymnastique pratique n'en réalisera que quand les techniciens seront mis en état de profiter des connaissances modernes.

Une École supérieure de Gymnastique est devenue indispensable.

Principes généraux d'Éducation physique

Chez l'homme, à *tout âge, le mouvement est un besoin instinctif.* Le mouvement est une des principales expressions de la vie.

Il existe des rapports intimes entre l'alimentation et le mouvement. A l'état de nature, tous les animaux et l'homme en particulier sont tenus à agir, à se mouvoir, à travailler pour se procurer les éléments de l'alimentation. De plus, le mouvement stimule l'activité nutritive, il donne la force aux muscles et il permet de nouveaux mouvements. Puis les matériaux obtenus par la marche, par la course, par la chasse, par la lutte, par le travail, deviennent des aliments destinés à la régénération de la force et à l'entretien de la vie.

L'homme qui travaille physiquement, l'homme qui se meut régulièrement, prétend s'exercer assez et n'avoir pas à se livrer, pour l'entretien de sa santé, aux exercices physiques. Souvent il se trompe. Chez lui, la gymnastique rationnelle pratiquée avec modération, peut atténuer les effets d'exercices quotidiens professionnels trop limités à certaines régions de l'appareil locomoteur.

L'homme qui par ses études ou sa profession demeure sédentaire doit, pour sauvegarder sa santé, pour harmoniser les diverses fonctions du corps et ses manifestations intellectuelles, se livrer à un exercice équivalent à un travail physique.

Les exercices se substituent à la vie naturelle dont nous écarte la vie sociale. — Par eux et avec eux nous rentrons dans la voie normale et nous reprenons nos aptitudes, nos formes et nos énergies primitives.

La gymnastique devrait s'adresser à tous. Elle ne fait pas de sélection. Elle tend la main aux faibles ; elle satisfait les forts. Elle veut utiliser toutes les énergies.

C'est surtout pour les jeunes gens de douze à vingt-cinq ans qui s'appliquent aux travaux de l'esprit que les exercices physiques rationnels sont indispensables.

L'éducation physique doit marcher de pair avec l'éducation intellectuelle. Elles se complètent l'une l'autre ; elles se compensent, elles se prêtent un mutuel appui.

L'éducation physique doit toujours être la pratique méthodique du mouvement proportionné à l'âge, à la force, à l'endurance, à la santé, à la profession de celui qui agit.

L'exercice bien compris n'exclut pas le travail. C'est souvent une excellente préparation au travail ou à des exercices d'application comme le sauvetage et la vie militaire.

Les exercices graduels accroissent la force, la résistance. Ils sont à la fois un tonique et un calmant nerveux.

Les exercices exagérés ou trop prolongés épuisent, surexcitent l'innervation et conduisent au *surmenage* dont les conséquences comme l'affirme le Dr Dupuy, sont également fatales au soldat exténué par les marches comme au polytechnicien surmené par le travail cérébral.

De même que pour le travail intellectuel il faut un entraînement graduel en rapport avec le coefficient intellectuel de chaque sujet. De même, avant de se livrer à un exercice actif, il convient de se soumettre à des exercices d'assouplissements gradués et proportionnés aux aptitudes individuelles.

Dans la direction des exercices physiques (marche, course, sauts, danse, jeux, appareils, escrime ou tout autre travail), il faut avant tout tenir compte de l'âge ; et pour chaque âge, il convient de diviser les enfants et les jeunes gens en plusieurs catégories de forces.

Si pour chaque enfant l'éducation physique est surveillée, les difformités seront exceptionnelles.

Si les exercices de gymnastique sont assez fréquents et bien dirigés, souvent on corrigera au début les déviations de la taille provoquées par la faiblesse constitutionnelle et les mauvaises habitudes prises à l'étude.

La gymnastique orthopédique n'est-elle pas devenue une science et un art exercés par des spécialistes distingués qui en quelques mois transforment des attitudes et des conformations ? Si l'on peut ainsi transfigurer des contrefaits, combien exercera-t-on par une éducation physique soutenue une *influence esthétique* sur les constitutions primitivement bien douées.

L'éducation physique bien comprise peut disposer vers une sorte d'idéal de perfectionnement les natures privilégiées.

Le professeur Bérard dans son magnifique rapport fait en 1854 insistait sur cette puissance de *régénération physique* réalisée par la gymnastique rationnelle.

Elle devait selon lui développer d'une manière harmonique tout le système musculaire, tout l'appareil locomoteur. Ne serions-nous pas coupables, dit-il, si nous négligions ce qui peut fortifier le corps à une période de la vie où les aberrations du mouvement nutritif sont si faciles ? Ne mériterions-nous pas le reproche qu'un ancien législateur adressait à ses concitoyens ? « Vous vous donnez beaucoup de peine pour améliorer les races d'animaux, et vous abandonnez au hasard le développement de la force humaine ».

Dans son enquête faite la même année, l'inspecteur général Bérard remarquait qu'à l'école de Vincennes les maladies étaient rares, et qu'à l'hôpital des enfants, sous la direction du professeur Laisne, la gymnastique guérissait la scrofule, corrigeait les déviations et combattait efficacement la chorée ou danse Saint-Guy.

Bérard concluait que la gymnastique est le meilleur reconstituant, une sorte d'*orthopédie préventive*.

Telle est la puissance des exercices périodiques et répétés, qu'ils modifient non seulement les muscles mais aussi les parties dures et les ligaments des articulations ; de telle sorte que les mouvements deviennent de plus en plus étendus et que la structure générale du corps se modifie.

Sous son influence, la croissance devient régulière, la poitrine se développe et le corps se transforme.

C'est de la configuration de la constitution et du squelette ainsi perfectionnés que dépendent en grande partie les proportions plus élégantes du corps, l'aisance dans les mouvements, la grâce de l'attitude et l'énergie de la démarche.

Pourquoi les générations successives ne reproduiraient-elles pas à la longue les *qualités acquises* comme elles transmettent les *caractères de la race ?*

N'est-ce pas concourir à l'amélioration d'un peuple, à sa *régénération*, que de le doter d'institutions ayant trait à une éducation physique rationnelle ?

Règles de l'Éducation physique au point de vue de la santé, de l'adresse et de la meilleure utilisation de la force musculaire.

PRÉCEPTES DE GYMNASTIQUE

Conseils aux Moniteurs. — Le plus puissant moyen d'éducation physique est la *Gymnastique rationnelle.* La Gymnastique est la science qui a pour but de développer les muscles en réglant les mouvements du corps selon les lois de l'anatomie et de la physiologie.

Un moniteur sérieux doit être instruit et connaître les notions d'anatomie, de physiologie, d'anthropométrie et d'hygiène.

L'exercice convient à tout âge et aux deux sexes.

Les mouvements ou les exercices bien compris donnent à la fois la force et l'harmonie des formes. Ils entretiennent la santé, ils préservent souvent de la maladie et ils prolongent la vie.

Pour les Grecs la force et la beauté physiques étaient l'apanage d'un peuple libre. Un gymnaste doit savoir que *la perfection physique est un des indices de la supériorité morale.* La force est le gage de l'indépendance.

Pour obtenir la force et la perfection physiques, il n'est pas nécessaire de se livrer à des exercices athlétiques; mais il faut pour chaque exercice prendre une *attitude physiologique,* à la fois naturelle et noble, énergique et sans effort. Presque tous les exercices sont utiles, à la condition d'être mesurés et en rapport avec l'âge de celui qui s'exerce, avec sa constitution, sa santé, son entraînement, son sexe et sa profession.

Les exercices gymnastiques peuvent être les *correctifs* des mauvaises attitudes prises à l'étude, et des déformations dues aux travaux manuels.

Les séances d'exercice doivent commencer par des mouvements doux, progressifs, modérés, par des *assouplissements.*

Les derniers exercices d'une séance doivent être également mesurés et *diminués d'une manière graduelle* comme déploiement de force et d'énergie.

Si l'exercice est proportionnel à la force et à l'entraînement, si la durée des mouvements n'est pas exagérée, si l'attitude est correcte, on n'obtient que des effets utiles.

Les *exercices de fond* seront préférés. Les *exercices de force et de vitesse* seront exceptionnels. Ils ne sont permis qu'à ceux qui ont acquis la force et l'endurance. Ils doivent toujours être de courte durée.

L'art du moniteur consiste à savoir *proportionner les efforts aux aptitudes*, à discerner les exercices particulièrement utiles à tel ou tel élève. Pour le choix et la durée des exercices le moniteur doit tenir compte de l'heure, de la température, de la saison, du climat.

L'exercice doit autant que possible précéder le repas d'une demi-heure au moins, et n'être pratiqué que deux heures après.

Avec Triat, Paz, Laisné, Dally, Demeny et la plupart des professeurs on peut recommander les ablutions, les *douches*, les frictions, les massages, les percussions après les exercices gymnastiques.

Les *piscines* annexées aux salles de gymnastique favorisant *la natation* (un des exercices les plus salutaires) seraient un grand progrès réalisé.

L'hydrothérapie procure une sédation générale et débarrasse le corps d'impuretés provoquées par une transpiration abondante associée à des poussières malsaines.

Les salles de gymnastique doivent être vastes, bien éclairées, parfaitement aérées. Le sable ou la sciure recouvrant le sol seront fréquemment renouvelés.

Quand le temps et la saison le permettent, les *exercices au grand air* seront préférables.

Les jeux et les amusements peuvent être utiles; mais ils ne remplaceront jamais les leçons de gymnastique où l'art intervient pour faire contracter méthodiquement, l'un après l'autre, chacun des groupes musculaires.

La Gymnastique doit être *disciplinée*, mais sans raideur. Pour être facilement acceptée, elle sera très variée (assouplissements, exercices à mains libres, avec appareils mobiles, courses, sauts, escrimes diverses, appareils fixes, etc.)

La Gymnastique sera parfois *agrémentée* par des poses plastiques, par la danse. Elle sera rendue séduisante par des chants patriotiques, par une musique gaie et entraînante.

L'imagination des professeurs a créé pour les exercices des instruments mobiles multiples qui donnent une représentation souvent originale : Comme les bâtons pour lutte, les cordes à traction, les massues, les haltères, les xylofers, les boucliers, etc.

Les exercices *libres et sans appareils* sont à la portée de tous. Les moniteurs des sociétés de gymnastique conçoivent pour les concours des séries progressives très bien étudiées. La jeunesse dont la vie déborde haït la monotonie. Elle n'accepte de pratiquer les exercices à mains libres, en sections, que quand ils ont une *figuration intéressante et variée.*

Les pyramides offrent toujours de l'attrait ; mais, pour éviter des accidents, les moniteurs doivent exercer une surveillance très attentive.

En même temps qu'elle développe la force, la gymnastique doit perfectionner *l'adresse.* Elle réalise ainsi une économie dans la dépense de la force et elle supprime le danger des exercices.

L'homme non exercé est maladroit. Il fait tout avec effort, il se sert de muscles inutiles à l'acte qu'il exécute. Il éparpille en quelque sorte son influx nerveux. Il se *fatigue* même pour un exercice très simple. Le gymnaste exercé conquiert la *coordination*, la *synergie musculaire.* Il fait *en souplesse,* avec une dépense musculaire minime, des mouvements qu'il ne réussissait tout d'abord qu'au prix d'un travail réel et d'efforts marqués. — La Gymnastique accorde en peu de temps la résistance à la fatigue, *l'endurance* aux exercices les plus variés.

L'inactivité au contraire conduit à la fatigue rapide, à la maladresse, à l'impotence, à l'atrophie ou à l'obésité.

L'activité physique est le meilleur préservatif contre la goutte, les rhumatismes et l'obésité. Elle réveille la tonalité des nerfs et du cerveau. Elle stimule l'innervation et la volonté. Elle provoque *l'entrain* et la gaieté.

Tout jeu avec exercice physique rend joyeux. Tout jeu ou le corps demeure passif porte au mécontentement, à l'irritabilité. Le joueur de billard est exubérant de joie ; le joueur de cartes est souvent irascible.

Les exercices rendent l'homme vif, fort, adroit; ils le disposent à l'énergie et au courage.

Les exercices variés (marche, course, sauts, vélocipédie, natation, canotage, équitation, boxe, escrimes, tir, topographie) sont une excellente *préparation au sauvetage et à la vie militaire.* Les anciens gymnastes ont une résistance très accusée; militaires, ils ne sont malades qu'exceptionnellement.

La Gymnastique rendant agile et adroit préserve contre les accidents, qui sont rares dans les salles et pour les militaires gymnastes en raison même de l'adresse acquise.

Ne sont exposés aux accidents que les jeunes gens timorés, paralysés par la peur, ou les gymnastes ou soldats imprudents, qui font des exercices exagérés et trop dangereux. *La Gymnastique acrobatique est condamnable.* Elle nuit à la propagation et à la diffusion de la Gymnastique rationnelle.

Pour beaucoup le mot de Gymnastique éveille l'idée de pratiques difficiles exposant aux hernies, aux luxations, aux fractures.

Une des causes, dit le Dr Arnould, qui arrête dans son essor l'éducation physique, c'est le préjugé de bien des gens qui pensent que la Gymnastique n'enseigne que *des tours de force.*

Les athlètes grecs, en exagérant leurs exercices, ont contribué à la ruine de la Gymnastique en Grèce. Que de gens n'osent pas aborder les exercices parce qu'on donne souvent le nom de Gymnastique à des mouvements que la plupart ne peuvent pas exécuter.

Détruisons par de bons exemples et par des préceptes raisonnables ces préjugés.

Un des bienfaits répandus par les Sociétés de Gymnastique sérieuses a été de montrer que tous, faibles ou forts, hardis ou pusillanimes, peuvent s'exercer sans danger avec rapide profit.

Que les moniteurs, que les présidents de sociétés de gymnastique s'attachent à maitriser toute tendance aux exercices qui frisent l'acrobatie. Qu'ils ne laissent droit *à l'athlétisme* qu'à ceux dont la musculature a obtenu un développement satisfaisant.

Pour le grand bien des sociétés, *les moniteurs s'instruiront le plus possible* pour faire avec discernement et en connaissance de cause le choix des exercices. — Qu'ils soient quelque peu lettrés ! Ils comprendront mieux l'importance de l'éducation physique.

Ils apprécieront mieux les limites entre lesquelles ils peuvent agir s'ils connaissent l'anatomie et la physiologie du corps humain.

Dans les concours et surtout dans les *concours de moniteurs*, des questions scientifiques et pédagogiques devront leur être posées.

Une des causes d'arrêt dans les progrès de l'éducation physique c'est que la nomenclature des divers mouvements, *la terminologie* actuelle est indécise et incomplète. Il est d'ailleurs difficile de la fixer en raison des exercices variés et complexes pratiqués par les gymnastes. Une commission mixte de techniciens et de physiologistes pourrait la déterminer.

Quoi qu'il en soit, tout est perfectible. Mais rendons un hommage mérité aux éducateurs persévérants qui dirigent les sociétés de gymnastique de France; et, sachons apprécier les mérites des gymnastes qui seront pour la plupart de vaillants soldats.

Que tout gymnaste règle sa volonté et les fonctions de ses muscles. Qu'il leur commande en maître. Par l'exercice régulier, il les entretient, il les développe; par réaction réflexe un système musculaire puissant rend au système nerveux un regain de virilité, d'énergie et de courage.

Être fort c'est avoir confiance en soi ; c'est se disposer aux actes de sublime dévouement. Être énergique, c'est vouloir fermement ; c'est se livrer aux patriotiques inspirations.

« Nos gymnastes, puissamment organisés aujourd'hui, ne constituent-ils point une des forces vives de la patrie ; et cette jeunesse disciplinée, robuste, rompue à tous les exercices corporels, endurante à la fatigue, n'est-elle pas devenue un des éléments importants de la défense nationale ? » (Dr Dupuy.)

Projet d'une École Supérieure ou Académie de Gymnastique

Les professeurs de gymnastique, les physiologistes partisans de l'éducation physique, affirment que le seul moyen efficace pour perfectionner l'enseignement de la gymnastique pratique et raisonnée serait la fondation d'une *École Supérieure ou Académie de Gymnastique.* Cette école serait dirigée par des professeurs compétents, instruits, pleins d'urbanité et de tact, seuls capables d'enseigner une science et un art indispensables au développement physique et moral de la jeunesse.

Tous contribueraient à remettre en honneur des pratiques que l'antiquité grecque avait en si haute estime.

Personnel. — A la tête de cette école se trouverait un *Directeur* expérimenté choisi parmi les inspecteurs de gymnastique.

Pour le seconder seraient nommés :

1° *Trois docteurs en médecine* (deux médecins, un chirurgien), professeurs d'anatomie, de physiologie, de massage, d'hydrothérapie, d'anthropométrie et d'hygiène. Ils seraient chargés de l'état sanitaire de l'Académie.

2° *Trois instituteurs* appréciateurs zélés de l'éducation physique, professeurs de français, de littérature, d'histoire, de calcul, de comptabilité, d'économie politique et de pédagogie.

3° *Trois professeurs techniques* dont un pour les *attitudes*, les équilibres, les marches et les mouvements *d'assouplissements;* un pour les *courses*, les sauts et les *appareils*, un pour les exercices de *sauvetage*, le tir et les escrimes diverses. — Ces professeurs feraient aussi une étude comparée entre les systèmes de gymnastique des diverses nations.

4° *Six surveillants* professeurs suppléants (deux pour chaque année d'études).

Le directeur et les six surveillants résideraient à l'Académie.

Secrétariat, Économat, Archives, Bibliothèque, Matériel, Musée d'anatomie et d'anthropométrie. — Les professeurs suppléants seraient attachés à l'exercice et à la conservation de ces divers services.

Exercices annexes. — La *natation*, le canotage, la danse, le chant, l'*équitation*, la *vélocipédie*, les *jeux*, le *massage*, l'*hydrothérapie* entreraient dans le cercle des études.

Le *tir* serait particulièrement mis en honneur. La *topographie* serait également étudiée.

Élèves. — L'école recevrait 100 à 150 élèves répartis sur trois années d'étude.

A la fin de la 2e année les élèves travailleurs obtiendraient, après examen, le *brevet élémentaire* de gymnastique qui leur conférerait le grade de *professeur suppléant pour les écoles primaires.*

A la fin de la 3e année ils obtiendraient, après concours, et si leurs notes étaient suffisantes, le *brevet supérieur* avec le grade de *professeur suppléant pour les lycées ou pour les écoles supérieures.*

Ceux qui auraient obtenu l'un des deux brevets n'auraient à faire qu'*une année de service militaire.*

L'Académie de Gymnastique et l'École de Joinville se prêteraient un mutuel appui ; elles se compléteraient l'une l'autre. — Les élèves brevetés de l'Académie pourraient faire une partie de leur service militaire à Joinville, et réciproquement les *moniteurs sortant de Joinville*, qui aspireraient au grade de professeur de gymnastique, pourraient être reçus à l'Académie comme *élèves de 3e année d'étude ;* ou, si leur instruction générale le permettait, comme professeurs suppléants de l'Académie.

De même les *jeunes instituteurs* ayant un goût marqué pour la gymnastique, ou les *étudiants en médecine* ayant au moins 8 inscriptions et renonçant à la carrière médicale, pourraient être admis en troisième année d'étude à l'École Supérieure de Gymnastique.

Age d'admission : 17 à 25 ans.

Conditions d'admission. — Ne seront admis que ceux qui sont d'une moralité parfaite, d'une bonne santé et d'une vigoureuse constitution.

Les candidats élèves devront passer un examen sur le français, l'histoire, le calcul et la comptabilité. Ils devront, avant leur admission, prouver leur aptitude de bon gymnaste.

Pendant les années d'études des examens trimestriels permettront de fixer les progrès. Ces examens seront éliminatoires pour ceux qui n'obtiendraient pas des notes suffisantes.

Les places de professeurs de l'Académie de Gymnastique seront données au concours.

Les programmes du concours seront publiés 6 mois au moins à l'avance.

L'Académie de Gymnastique serait instituée à Paris.

Après quelques années d'essai, le succès obtenu provoquerait la fondation d'autres écoles de gymnastique dans les principales villes de France : comme Lyon, Bordeaux, Nantes, Le Havre, Lille, Dijon, Reims, Nancy.

Un *conseil d'administration et de surveillance* contrôlerait la direction de l'École Supérieure de Gymnastique, nommerait les examinateurs, fixerait les programmes d'instruction, de concours, et indiquerait les réformes ainsi que les progrès à réaliser.

Quels exercices doit-on préférer ? Quels exercices faut-il éviter ?

L'hygiène de la Gymnastique se trouve dans la solution de ces questions. La réponse est dictée par la physiologie des exercices du corps qui nous conseille un *éclectisme raisonné et scientifique.* — Tous les exercices peuvent être utiles s'ils sont normaux, en rapport avec notre structure anatomique, s'ils sont gradués, mesurés et en harmonie avec l'aptitude de celui qui s'exerce.

Comme pour toute prescription hygiénique le professeur de Gymnastique sérieux doit d'abord ne pas nuire : *primo non nocere.*

Il doit tendre à l'utile en y joignant l'agrément : *utile dulci.* C'est dans le savoir, le tact, l'attention et l'intelligence du professeur que réside le succès.

« Sachant analyser les mouvements, le moniteur pourra les choisir et les varier de telle sorte que le travail musculaire soit harmonieusement réparti et que les mouvements articulaires soient totalement exécutés.

Ayant des notions sur l'exercice, sur les fonctions principales il surveillera ses élèves et il pourra éviter qu'il se manifeste chez eux des désordres du côté de la circulation du sang et de la respiration : (DEMENY. *Cours sur l'Éducation physique* pag. XII). »

On peut affirmer que l'exercice pénible est nuisible. Tout mouvement disgracieux ne sera pas utile.

Dans chaque exercice, il faut observer une *attitude correcte*, physiologique, et l'exécuter avec un rhythme proportionnel à son importance.

On doit, et particulièrement pour les enfants et les débutants, mettre une *progression graduée* dans l'intensité des mouvements. Il est sage de faire un certain effort, de manifester quelque degré d'énergie dans le travail que l'on exécute ; mais il ne faut pas aller jusqu'à la fatigue douloureuse et pénible.

Un bon professeur catégorisera ses élèves. Il ne fera faire de gymnastique aux chétifs, aux malades, aux difformes et aux atones que sous la direction et les conseils éclairés d'un médecin. Pour les bien portants, il trouvera soit des poltrons ou des paresseux qui ont besoin d'être stimulés et réconfortés, soit des ardents, des téméraires qu'il faudra mater et réfréner.

Il y a intérêt à se servir de moyens simples, accessibles au plus grand nombre.

Les faibles sont en majorité ; l'enseignement doit surtout s'adresser à eux, à l'exclusion de l'athlétisme, qui ne convient qu'à une minorité d'élite. (DEMENY, *Plan d'Educ. Physique. 1899.*)

Le professeur Demeny conseille de procéder du simple au composé, du facile au difficile, de l'effet modéré à l'effet intense. Par la *gradation* dans l'intensité des efforts on obtient peu à peu l'*accoutumance*. Par l'intermittence raisonnée du travail et du repos on évite la fatigue. Par la *correction des exercices* et par l'exécution alternative des mouvements des bras, des jambes, de la tête et du tronc on produit l'*harmonie des formes* et la symétrie du corps.

M. Demeny conseille encore d'éviter de développer exclusivement les qualités innées. Il faut améliorer les parties faibles pour équilibrer le sujet.

Si les membres inférieurs sont relativement grêles, on insistera sur les exercices qui développent les muscles des jambes. Si les bras sont chétifs, on les exercera davantage. Le professeur doit souvent penser à faire faire de la *gymnastique respiratoire.*

En somme, une bonne leçon de gymnastique doit tendre à activer la circulation et la respiration, à corriger les mauvaises attitudes, à développer le thorax, *à fortifier également tout le système musculaire*, y compris les parois abdominales ; à donner du jarret, à procurer à la fois de la grâce, de la souplesse, de l'adresse et de la force.

« *La répétition de mouvements mal choisis ou mal exécutés peut amener des déformations, tandis qu'une bonne gymnastique doit, au contraire, conserver à l'homme sa force normale et contribuer à la beauté corporelle.* DEMENY. »

Pour obtenir ces résultats, l'éducation physique ne doit pas être exclusiviste. Ceux qui profitent le plus de l'éducation physique sont ceux qui se livrent à des *exercices variés*. Nous prenons à chaque genre de sport ce qu'il peut avoir de pratique, à chaque espèce de gymnastique ce qu'elle offre d'utile.

Il faut surtout s'attacher aux mouvements naturels : marche, courses, sauts, équilibres, danse, natation, canotage, vélocipédie rationnelle, équitation et jeux actifs.

Mais étant donné le temps que l'on accorde à l'étude, il faut de temps à autre réaliser la somme de travail physique nécessaire en s'exerçant soit aux appareils mobiles, soit aux engins fixes.

Avec M. Mignot, président honoraire de la Fédération belge de gymnastique, « nous voulons que dans chaque leçon il soit tenu compte de la nécessité de faire des *efforts réels*, de contracter fortement les muscles et d'arriver à une fatigue salutaire. S'il ne faut pas trop, il ne faut pas non plus trop peu.

« Entre les jeux, la marche, la natation, etc., et la gymnastique, il n'y a, du reste, aucun antagonisme. Au contraire, ces exercices se complètent les uns les autres. Ils concourent tous à former un homme alerte, vigoureux, courageux et bien équilibré. »

Nous acceptons volontiers cette opinion et nous reconnaissons que la plupart des exercices sont utiles, à la condition qu'ils ne

2

provoquent pas le *surmenage physique*, aussi dangereux que le surmenage intellectuel.

C'est, de la part du professeur, question de tact pour bien mesurer les aptitudes des élèves. Au 41e Congrès de l'Union des Sociétés de gymnastique de France, nous avons eu l'honneur de développer une *proposition de l'Union Rémoise* consistant à faire dans les sociétés une *division des gymnastes en trois catégories*, de même que l'on divise dans les écoles primaires et secondaires les élèves en plusieurs degrés.

« Est-il sage, est-il prudent, disions-nous alors, de donner aux jeunes gens de 16 à 21 ans les mêmes leçons de gymnastique qu'aux adultes qui ont dépassé l'âge de 21 ans ? Doit-on imposer aux jeunes les mêmes exercices de force qu'aux adultes ? N'est-il pas téméraire de faire concourir pour les mêmes épreuves des gymnastes qui n'ont pas obtenu l'ossature, la taille, la musculature et la force, qui seules donnent la résistance et l'endurance, avec des gymnastes qui ont gagné par l'âge tous leurs moyens d'action et leur puissance plénière ?

Que cherche-t-on par la gymnastique ?

Développer et entretenir les forces. Mais qu'on ne l'oublie pas : la nature ne marche que d'une manière graduelle, et les exercices, c'est-à-dire l'action raisonnée du système musculaire, doivent être progressifs et proportionnés à la puissance.

La gymnastique est un moyen d'hygiène. Elle peut préserver et conserver la santé à la condition qu'elle soit mesurée. Est-ce agir avec sagesse que d'engager de jeunes gymnastes de 16 à 18 ans à porter des poids énormes, à faire sans cesse des rétablissements en force, à se mettre en planche, à exécuter bras de fer, à s'exercer à des luttes prolongées ?

Tout effort marqué supporté par un jeune peut lui être préjudiciable. Trop souvent, comme médecin, nous constatons chez des gymnastes, incités trop jeunes aux exercices athlétiques, un état forcé du cœur, de l'emphysème pulmonaire, des hernies, des maladies des articulations ou des os. Parfois le *surmenage physique* fait éclater un rhumatisme aigu ou une fièvre muqueuse.

Par une gymnastique proportionnelle, vous ferez des hommes. Tous les exercices d'ensemble, les assouplissements, les exercices à mains libres, le saut peuvent être faits indistinctement par les jeunes et par les adultes ; *mais les exercices individuels aux engins doivent être sévèrement catégorisés, classés d'après l'âge et les aptitudes.*

Il ne faut pas s'en rapporter au zèle des gymnastes. L'amour-propre peut être mauvais conseiller. Il y a parfois écart entre vouloir et pouvoir. Souvent les gymnastes se surmènent par excès de hardiesse.

C'est en se basant sur ces considérants que l'*Union Rémoise* a regardé comme sage d'établir, en vue des cours et des concours et pour les exercices individuels aux engins, les trois catégories : *pupilles* de 12 à 16 ans ; *jeunes*, de 16 à 21 ; *adultes* au-dessus de 21.

L'objection principale à cette manière de voir est le recrutement difficile dans les sociétés, en vue des concours, de sections composées de gymnastes assez nombreux.

Le remède serait de convaincre ceux qui quittent le service militaire qu'il y a pour eux grand intérêt, au point de vue de la conservation de leurs forces physiques, de fréquenter à nouveau le gymnase. *On ferait ainsi profiter les jeunes des connaissances acquises au régiment* (exercices militaires, escrime, boxe, canne et bâton).

« *Les sociétés deviendront réellement imposantes quand les adultes et même les vétérans comprendront bien que les exercices conviennent à tous les âges*, et qu'ils sont le plus puissant moyen d'entretien des forces, de la virilité, du courage et de l'énergie morale. » *Bulletin officiel de la Fédération de l'Est*, décembre 1893.

Ainsi, nous faisions ressortir cette nécessité absolue de *proportionner la difficulté et l'intensité des exercices à l'âge et à l'aptitude des jeunes gens*. Dans les classes primaires et moyennes, on doit encore être plus prudent et plus attentif.

C'est surtout pour les débutants en gymnastique et pour les filles qu'il faut user de modération et de tact. Souvent, dans les écoles, on confie les premiers pas dans l'éducation physique à de jeunes moniteurs incapables ou imprudents qui ont une tendance à préconiser les exercices qu'ils savent le mieux. Ils songent plutôt à se manifester, à se produire, qu'à réfléchir sur les exercices qu'ils recommandent.

Exercices aux appareils

Quand on traite la question des exercices aux appareils d'une manière générale, il est difficile de spécifier quels sont les exercices utiles, quels sont les exercices nuisibles.

Si les appareils ont *un but précis*, s'ils servent aux suspensions, aux élongations, aux balancements, aux équilibres, aux rétablissements, aux appuis, au grimper, aux voltiges, aux sauts, aux tractions, aux luttes, à la natation, au sauvetage, ils sont évidemment nécessaires pour le développement de la résistance personnelle, pour l'adresse et l'activité de la défense, pour la préparation au sauvetage et à la vie militaire.

Les exercices aux appareils doivent permettre d'acquérir une *habileté applicable* dans les diverses situations de la vie.

Ils doivent toujours avoir pour résultats : l'harmonie du corps, la fixation des épaules en arrière, l'ampliation du thorax, la solidité des parois abdominales, la coordination des mouvements, l'endurance, l'adresse et la force.

On distingue dans les exercices aux appareils entre les *exercices de souplesse* et les *exercices de force.*

Les exercices de force comme les suspensions fléchies, les tractions répétées, les rétablissements difficiles, les planches, les appuis fléchis ne seront pratiqués que par les gymnastes aguerris et robustes.

Pour les enfants, pour les filles et même pour les jeunes gens on condamnera ces exercices et on n'autorisera que les équilibres, les suspensions allongées, les balancements, d'abord courts et peu accusés, les appuis tendus et les chutes au double reck en assouplissement des reins. Les jeunes gymnastes doivent cesser tout travail au moindre signe d'essoufflement et de fatigue.

Certains exercices, comme les progressions à fond, soit au reck, soit aux barres parallèles, comme les dislocations aux anneaux, le lever de poids trop lourds, les suspensions prolongées par les pieds, les sauts périlleux sont absolument condamnables.

Depuis quelques années, on a peu à peu délaissé en France, et nous le regrettons sincèrement, des appareils qui étaient à la fois récréatifs et utiles. Nous voulons parler de la *poutre d'équilibre*, remplacée en Belgique par la bomme suédoise, du *pas de Géants* (si amusant, assouplissant et combattant le vertige), la *planche d'assaut* et les *échelles* verticales, obliques, horizontales, jumelles où l'on pouvait se livrer à des exercices faciles, agréables et variés.

L'*échelle dorsale ou orthopédique* peut, dans les écoles primaires, rendre de grands services aux enfants ayant une tendance aux déviations de la colonne vertébrale. Mais la *gymnastique orthopédique et médicale* devra toujours répondre aux indications données soit par le médecin de la famille, soit par le médecin de l'école.

Remarquons encore que la pratique des *sauts* (longueur, hauteur, profondeur, sauts à la perche) n'est pas assez en honneur ; et cependant ce genre d'exercices est très récréatif et se montre souvent applicable.

On ne fait pas non plus assez d'exercices de *sauvetage.*

Combien de sauveteurs ou soi-disant tels ne connaissent pas un seul exercice gymnastique et ont le vertige en montant à une échelle oscillante ?

Combien ne savent pas nager ? Combien sont inhabiles pour porter un malade ou un blessé ?

Rendons toutefois hommage aux *sociétés de secours aux blessés* dont les cours, fort bien faits et régulièrement suivis, sont appelés à rendre d'éminents services.

Nous devrions parler aussi, comme exercices recommandables, de ceux qui doivent servir de *préparation à la vie militaire* (les escrimes diverses, la boxe, la lutte et la natation).

En y joignant la marche, le pas accéléré, le pas gymnastique, la vélocipédie rationnelle, l'équitation, la natation et les divers *exercices de tir* nous aurons rappelé les pratiques utiles qui disposent l'homme à devenir un vaillant soldat.

Dans le chapitre intitulé *Éducation physique et éducation civique*, nous insistons sur l'importance spéciale de la marche, du pas gymnastique et du tir. Nous y renvoyons le lecteur. Mais nous ne résistons pas au désir de reproduire comme pouvant s'appliquer à l'*éducation pratique* de nos jeunes amis les *conclusions adoptées par le Conseil général de la Ligue de l'enseignement de Bruxelles* et publiées dans le *Rapport de l'Enseignement de la Gymnastique* de cette ville, 1889 :

« 1° Les bataillons scolaires et les exercices militaires proprement dits doivent être proscrits jusque 14 ans.

2° A partir de 14 ans, l'enseignement militaire sera organisé dans les écoles moyennes, collèges et athénées.

3° Cet enseignement comprendra deux périodes : 14 à 17 ans, 17 à 19 ans.

Dans la première période, l'enseignement sera donné par des professeurs civils (mouvements sans armes, école du soldat, de la section, de la compagnie), sans que les enfants puissent être enrégimentés; pas d'uniformes, pas de grades.

Dans la deuxième période, l'enseignement militaire sera donné par des professeurs militaires; le tir sera étudié.

Le temps réservé à l'enseignement militaire ne sera pas pris sur celui de la gymnastique.

A partir de 14 ans, l'enseignement militaire sera obligatoire pour tous ».

ÉDUCATION PHYSIQUE ET ÉDUCATION CIVIQUE

Depuis plusieurs années des *circulaires multiples des Ministres de l'Instruction publique* ont encouragé l'initiative de la Ligue de l'Enseignement, des comités de contrôle de l'Instruction publique, des instituteurs et des inspecteurs primaires pour le développement des cours d'adultes. Il convient d'intéresser la jeunesse française par des conférences, par des lectures ayant pour but l'*instruction civique*, par des *leçons de choses*, *par l'aspect* et par projections lumineuses. Sous cette impulsion venant de haut et encouragée par des sociétés de patronage, par les municipalités et par les inspecteurs d'Académie, un grand mouvement d'éducation et d'instruction s'affirme ayant pour but de *rappeler souvent à l'École les jeunes gens de 12 à 18 ans :* tout le secret pour obtenir plein succès est de les instruire en les intéressant, de les amuser en leur étant utile. — Les congrès de Bordeaux et du Havre ont exposé cette préoccupation en vue de l'éducation civique ; mais un grand desideratum subsiste. Jusqu'alors dans les cercles pédagogiques on a à peine effleuré l'*éducation physique et la préparation à la vie militaire*. Il serait facile de concilier l'urgence de l'*éducation civique* et l'importance de l'éducation physique qui devraient se prêter un mutuel appui.

Depuis 1870 un grand mouvement s'est produit en faveur de la *régénération physique* et le succès croissant de la prospérité de l'Union des Sociétés de gymnastique de France a tenu à cette réflexion primordiale qu'on ne pouvait à 20 ans être un homme fait et par suite un bon soldat que *si dans les années précédentes on se soumettait aux exercices d'assouplissement, à la marche et au développement graduel que donne une gymnastique progressive et rationnelle.*

De 1870 à 1890, pendant 20 ans, alors que le souvenir de nos revers servait de stimulant aux dévouements et aux activités, les Sociétés de gymnastique étaient animées d'un zèle méritoire et la plupart d'entre elles formaient pour l'armée d'excellentes recrues, de bons cadres et *pour l'École de Joinville des moniteurs de valeur*. Mais depuis, une certaine apathie a paralysé la marche de quelques-unes ; et sachons le reconnaître, la vélocipédie, les sociétés nautiques ont enlevé aux sociétés de gymnastique un certain nombre d'adeptes. Pour diminuer l'importance de la valeur de ces sports, il nous suffira d'affirmer, ce que personne n'osera contredire, que la bicyclette et le canot ne formeront jamais de bons marcheurs.

Or, nous maintenons que *l'idéal des sports au point de vue du développement individuel et surtout si l'on veut former de bons soldats est la marche.* Tout homme, pour devenir réellement vigoureux, doit savoir marcher. On ne peut être soldat si on ne supporte pas facilement les fatigues d'une étape. — Nous n'avons pas que des fantassins dans l'armée ; mais le nombre des fantassins étant infiniment supérieur à celui des cavaliers, on peut affirmer que *la nation la plus forte sera celle qui offrira le plus de marcheurs aguerris et nous ajouterons les tireurs les plus habiles.*

Nous admirons l'élan de nos bataillons de chasseurs (dans nos manœuvres des Vosges) qui servent de soutien aux cavaleries indépendantes et remplissent avec elles le rôle important *d'éclaireurs d'armée.* Il est établi que les régiments de cavalerie auront une puissance d'action décuplée par ces compagnies de soutien qui, allégés du sac peuvent, profitant de la *furia francesa*, de cette qualité propre à notre race, se transporter avec vitesse.

presqu'au pas de course, avec une endurance inouïe, instantanément d'un point à un autre.

Cherchons donc, dans nos sociétés de gymnastique, à mettre en première ligne, comme objet de notre constante attention, la *marche*, la *course au pas gymnastique* qui convient particulièrement à notre tempérament. Joignons-y le *saut* avec ou sans obstacles, les marches sur un terrain incliné au *pas de charge.* C'est en nous formant de bonne heure à ces exercices, bien plutôt qu'en exagérant les exercices aux agrès, que nous ferons des hommes et que nous préparerons de valeureux soldats.

Les présidents et les moniteurs des Sociétés de gymnastique qui préconisent les sorties, les promenades, le tourisme, sont parfaitement inspirés ; et nous regrettons de voir *la marche trop souvent délaissée.* Presque tous les dimanches nos sociétés devraient faire des étapes de 30 à 40 kilomètres pour les adultes, de 15 à 20 kilomètres pour les pupilles. L'été, des promenades de nuit, de 8 h. à 11 h. du soir, devraient être souvent exécutées. Ces promenades en saison propice, ces *bains d'air* à heure favorable seraient à la fois agréables et utiles à nos gymnastes et bien plus volontiers acceptées que ces séances d'exercices aux engins dans des salles chaudes et non aérées. On n'est pas assez partisan dans nos sociétés des *exercices en plein air* : voici une réforme importante qu'il serait sage de faire si on désire le succès.

Pour les enfants de 12 à 16 ans les instituteurs et les instituteurs-adjoints pourront conserver les bonnes grâces de leurs anciens élèves et la reconnaissance des parents en leur faisant faire deux fois la semaine de grandes promenades où les leçons de choses viendront en toute saison compléter l'instruction ébauchée à l'école. S'instruire en se promenant, en fuyant l'air empesté de nos villes, en respirant les effluves embaumés de nos riantes campagnes; se promener en jouant et en chantant, n'est-ce pas préparer d'une manière gracieuse nos petits Français aux manœuvres de l'avenir.

La vélocipédie est une concurrente de la marche, nous le savons parfaitement. Mais pourquoi ne pas attirer les cyclistes dans nos sociétés ? pourquoi n'y pas faire de section spéciale ?

Le cyclisme peut très bien se concilier avec les promenades gymnastiques; ce serait même un moyen de réprimer, de *réglementer* un, sport qui, trop souvent, est nuisible en raison de l'exagération de vitesse qu'on lui accorde. Certaines *Sociétés de préparation à la vie militaire* ont adopté la théorie des manœuvres de cavalerie pour l'appliquer au *cyclisme en sections*. Il est certain qu'un vélocipédiste raisonnable qui se tient correctement, qui n'exagère pas la vitesse et qui dans les montées un peu rapides met pied à terre, se livre à un sport éminemment utile et complémentaire de la marche.

On commence à se lasser des *excentricités commises dans les vélodromes* et la bicyclette doit abandonner la *folie des records*, pour suivre les conseils de l'hygiène la plus élémentaire et de la saine raison : soyons mesurés dans nos plaisirs et dans nos exercices et rapprochons-nous le plus possible *des mouvements naturels*. »

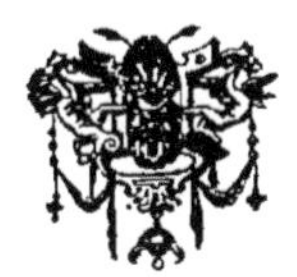

50586 Reims. — Imprimerie MATOT-BRAINE, rue du Cadran-Saint-Pierre, 6.

16

www.ingramcontent.com/pod-product-compliance
Ingram Content Group UK Ltd.
Pitfield, Milton Keynes, MK11 3LW, UK
UKHW012128240726
13965UKWH00005B/2037

9 782013 040471